FODMAP L__
Foods

The comprehensive
fodmap and
IBS cheat sheet for a
successful fodmap diet

By: Erica Hoffman

Copyrights:

Disclaimer :

The information contained in this book should be used aa a reference only, and it is not intended to give any medical advice.

How to Use This List:

The list is organized by alphabet, so you can use it as you normally use a dictionary to find any food in seconds.

Food	Status	oligos	fructose	polyols	lactose
Acai powder	low	O	O	O	O
Adzuki beans (boiled)	high	XXX	O	O	O
Adzuki beans (canned)	high	XX	O	O	O
Agar agar	low	O	O	O	O

Each food is rated in the "Status" column according to its FODMAP content.

The mark "O" means that the food is very low in the FODMAP, for example, in the table above, you can see that Acai powder does not contain any FODMAP, but the Adzuki beans contain the Oligos FODMAP.

"XX" means that the food is medium in FODMAP

"XXX" means that the food is high in FODMAP.

All foods that are in non-gray lines are low in FODMAP.

Finally, make sure to read the annex as it contains a high value information that will help you for sure.

Table of contents

Food	Status	oligos	fructose	polyols	lactose
Acai powder	low	O	O	O	O
Adzuki beans (boiled)	high	XXX	O	O	O
Adzuki beans (canned)	high	XX	O	O	O
Agar agar	low	O	O	O	O
Agave syrup (dark)	high	O	XXX	O	O
Agave syrup (light)	high	O	XXX	O	O
Alfalfa (lucerne)	low	O	O	O	O
All spice	low	O	O	O	O
Almond butter	low	O	O	O	O
Almond meal	high	O	O	O	O
Almonds	high	O	O	O	O
Amaranth flour	high	XXX	O	O	O
Amaranth puffed grain cereal	medium	O	O	O	O
Apple (dried)	high	O	XXX	O	O
Apple (Granny Smith)	high	O	O	XXX	O
Apple (Granny Smith, peeled)	high	O	XXX	XXX	O
Apple (Pink Lady)	high	O	XXX	XXX	O

Food	Status	oligos	fructose	polyols	lactose
Apple (Pink Lady, peeled)	high	O	XXX	XXX	O
Apple & raspberry cordial	high	O	XXX	O	O
Apple cider vinegar	low	O	O	O	O
Apple juice (99% blend, reconstituted and fresh)	high	O	XXX	XX	O
Apple juice	high	O	XXX	XXX	O
Apricot	high	O	O	XXX	O
Apricot (canned)	high	O	XXX	XX	O
Apricot (dried)	high	XX	O	XXX	O
Arrowroot flour	low	O	O	O	O
Artichoke (canned hearts)	medium	O	O	O	O
Artichoke (globe)	high	XXX	O	O	O
Artichoke (Jerusalem)	high	XXX	XXX	O	O
Artichoke (pickled in oil)	high	XXX	O	O	O
Arugula	low	O	O	O	O
Asafoetida powder	low	O	O	O	O
Asian chives	low	O	O	O	O
Asparagus	high	O	XX	O	O
Avocado	high	O	O	O	O
Avocado oil	low	O	O	O	O

8

Food	Status	oligos	fructose	polyols	lactose
Baby corn (canned)	low	O	O	O	O
Bacon (semi-trimmed middle rashers)	low	O	O	O	O
Baked beans	high	XXX	O	O	O
Balsamic vinegar	medium	O	O	O	O
Bamboo shoots (canned)	low	O	O	O	O
Bamboo shoots (fresh)	low	O	O	O	O
Banana (common, ripe)	high	XXX	O	O	O
Banana (common, unripe)	low	O	O	O	O
Banana (dried)	low	O	O	O	O
Banana (sugar, firm)	low	O	O	O	O
Banana (sugar, ripe)	high	O	O	O	O
Barbecue sauce	low	O	O	O	O
Barley flakes	high	XXX	O	O	O
Barley flour	high	XXX	O	O	O
Basil (fresh)	low	O	O	O	O
Bay leaves	low	O	O	O	O
Bean sprouts	low	O	O	O	O
Beef	low	O	O	O	O
Beer	low	O	O	O	O

Food	Status	oligos	fructose	polyols	lactose
Beets	high	O	O	O	O
Beets (canned)	medium	O	O	O	O
Beets (pickled)	low	O	O	O	O
Bell pepper (green)	low	O	O	O	O
Bell pepper (red)	low	O	O	O	O
Berry juice fruit blend (from juice bar)	high	O	XXX	XXX	O
Bitter melon	high	XX	O	O	O
Black beans (boiled)	high	XXX	O	O	O
Black beans (canned)	high	XX	O	O	O
Blackberry	high	O	O	XXX	O
Blueberry	high	O	O	O	O
Blueberry jam	high	O	XXX	O	O
Bok choy	low	O	O	O	O
Borlotti beans (canned)	high	XXX	O	O	O
Bourghal / bulgur	high	O	O	O	O
Boysenberry	high	O	XX	O	O
Brazil nuts	low	O	O	O	O
Broad beans (fava beans)	high	O	XXX	O	O

Food	Status	oligos	fructose	polyols	lactose
Broccoli (heads only)	low	O	O	O	O
Broccoli (stalks only)	high	O	O	O	O
Broccoli (whole)	low	O	O	O	O
Broccolini (heads only)	high	O	O	O	O
Broccolini (stalks only)	low	O	O	O	O
Broccolini (whole)	high	O	O	O	O
Brown rice protein powder (sprouted,	low	O	O	O	O
Brown sugar	low	O	O	O	O
Brussel sprouts	high	O	O	O	O
Buckwheat flakes (cooked)	low	O	O	O	O
Buckwheat flour	low	O	O	O	O
Buckwheat flour (wholemeal)	low	O	O	O	O
Buckwheat kernels	medium	O	O	O	O
Butter	low	O	O	O	O
Butter beans (lima beans, boiled)	high	O	O	O	O
Butter beans (lima beans, canned)	high	O	O	O	O
Buttermilk	high	O	O	O	XXX

Food	Status	oligos	fructose	polyols	lactose
Butternut squash	medium	O	O	O	O
Cabbage (common)	low	O	O	O	O
Cabbage (red)	low	O	O	O	O
Cabbage (savoy)	high	O	O	O	O
Cacao powder	low	O	O	O	O
Canola oil	low	O	O	O	O
Cantaloupe melon	low	O	O	O	O
Capers (in vinegar)	low	O	O	O	O
Capers (salted)	low	O	O	O	O
Carambola (starfruit)	low	O	O	O	O
Caraway seeds (meridian fennel / Persian cumin)	medium	O	O	O	O
Cardamom	low	O	O	O	O
Carob powder	high	O	O	O	O
Carrot	low	O	O	O	O
Cashews	high	XXX	O	O	O
Cashews (activated)	high	O	O	O	O

Food	Status	oligos	fructose	polyols	lactose
Cassava	high	O	O	O	O
Cassava flour	low	O	O	O	O
Cauliflower	high	O	O	XXX	O
Caviar dip	medium	O	O	O	XX
Celeriac	low	O	O	O	O
Celery	medium	O	O	O	O
Cereal bar (wheat based)	high	XXX	O	O	O
Chayote	high	O	O	O	O
Cheese (Brie)	low	O	O	O	O
Cheese (camembert)	low	O	O	O	O
Cheese (cheddar)	low	O	O	O	O
Cheese (Colby style)	low	O	O	O	O
Cheese (cottage cheese, creamed)	low	O	O	O	O
Cheese (cream cheese)	medium	O	O	O	XX
Cheese (feta)	low	O	O	O	O

Food	Status	oligos	fructose	polyols	lactose
Cheese (goats' cheese / chevre, plain)	low	O	O	O	O
Cheese (Gruyere)	low	O	O	O	O
Cheese (halloumi)	medium	O	O	O	O
Cheese (havarti)	low	O	O	O	O
Cheese (Manchego)	low	O	O	O	O
Cheese (Monterey Jack)	low	O	O	O	O
Cheese (mozzarella)	low	O	O	O	O
Cheese (paneer)	low	O	O	O	O
Cheese (Pecorino)	low	O	O	O	O
Cheese (quark)	medium	O	O	O	O
Cheese (ricotta)	medium	O	O	O	O
Cheese (soy)	low	O	O	O	O
Cheese (Swiss)	low	O	O	O	O
Cherries	high	O	XX	O	O
Chestnuts (boiled)	low	O	O	O	O
Chestnuts (roasted)	low	O	O	O	O

Food	Status	oligos	fructose	polyols	lactose
Chia seeds	low	O	O	O	O
Chia seeds (black)	low	O	O	O	O
Chia seeds (white)	low	O	O	O	O
Chicken	low	O	O	O	O
Chickpea pasta	low	O	O	O	O
Chickpeas (canned)	medium	O	O	O	O
Chickpeas (sprouted)	high	XXX	O	O	O
Chicory leaves	low	O	O	O	O
Chili (green)	low	O	O	O	O
Chili (red)	low	O	O	O	O
Chili powder	low	O	O	O	O
Chinese cabbage (wombok)	low	O	O	O	O
Chipotle chili pepper (dried)	high	O	XX	O	O
Chives	low	O	O	O	O
Chocolate (dark)	low	O	O	O	O
Chocolate (milk)	medium	O	O	O	O
Chocolate (white)	medium	O	O	O	O

Food	Status	oligos	fructose	polyols	lactose
Chocolate chip cookie	high	O	O	O	O
Chocolate cookie (with cream filling)	medium	O	O	O	O
Choy sum	low	O	O	O	O
Chrysanthemum greens	low	O	O	O	O
Chutney	low	O	O	O	O
Cilantro (fresh)	low	O	O	O	O
Cinnamon	low	O	O	O	O
Cinnamon sticks	low	O	O	O	O
Clementine	low	O	O	O	O
Cloves	low	O	O	O	O
Cocoa powder	low	O	O	O	O
Coconut	medium	O	O	O	O
Coconut (shredded, dried)	medium	O	O	O	O
Coconut flour	high	XXX	XXX	O	O
Coconut oil	low	O	O	O	O
Coconut sugar	low	O	O	O	O

Food	Status	oligos	fructose	polyols	lactose
Coconut water (fresh)	high	O	O	O	O
Coconut water (packaged)	high	O	O	O	O
Coffee (brewed, black)	low	O	O	O	O
Coffee (brewed, decaf, black)	low	O	O	O	O
Coffee (espresso with cow's milk)	high	O	O	O	XXX
Coffee (espresso with low FODMAP milk)	low	O	O	O	O
Coffee (espresso with soy bean milk)	high	XXX	O	O	O
Coffee (espresso, black)	low	O	O	O	O
Coffee (espresso, decaf with cow's milk)	high	O	O	O	XXX
Coffee (espresso, decaf with low FODMAP milk)	low	O	O	O	O
Coffee (espresso, decaf with soy bean milk)	high	XXX	O	O	O
Coffee (espresso, decaf, black)	low	O	O	O	O
Coffee (instant with cow's milk)	high	O	O	O	XXX
Coffee (instant with low FODMAP milk)	low	O	O	O	O
Coffee (instant with soy bean milk)	high	XXX	O	O	O
Coffee (instant, black)	low	O	O	O	O

Food	Status	oligos	fructose	polyols	lactose
Coffee (instant, decaf with cow's milk)	high	O	O	O	XXX
Coffee (instant, decaf with low FODMAP milk)	low	O	O	O	O
Coffee (instant, decaf with soy bean milk)	high	XXX	O	O	O
Coffee (instant, decaf, black)	low	O	O	O	O
Collard greens	low	O	O	O	O
Cookie with dried fruit	high	XXX	O	O	O
Coriander (fresh)	low	O	O	O	O
Coriander seeds	low	O	O	O	O
Corn flakes	medium	O	O	O	O
Corn flakes (gluten free)	low	O	O	O	O
Corn flour	low	O	O	O	O
Corn starch flour	low	O	O	O	O
Corn thins (plain)	medium	O	O	O	O
Corn thins (sour cream and chive flavour)	high	O	O	O	O
Cornbread	low	O	O	O	O
Cornichons	low	O	O	O	O
Couscous (rice & corn)	high	O	O	O	O

Food	Status	oligos	fructose	polyols	lactose
Couscous (wheat)	high	XXX	O	O	O
Cranberries (dried)	medium	O	O	O	O
Cranberry juice	low	O	O	O	O
Cream (regular fat)	medium	O	O	O	XX
Cream (sour)	medium	O	O	O	XX
Cream (thickened, regular fat)	medium	O	O	O	XX
Cream (whipped)	low	O	O	O	O
Cucumber	low	O	O	O	O
Cumin	low	O	O	O	O
Currants	high	O	O	O	O
Curry leaves (fresh)	low	O	O	O	O
Curry powder	low	O	O	O	O
Custard	high	O	O	O	XXX
Custard apple (sugar apple)	high	XXX	O	O	O
Daikon (white winter radish)	low	O	O	O	O

Food	Status	oligos	fructose	polyols	lactose
Dairy blend 70% butter, 30% oil spread	low	O	O	O	O
Dates	high	XXX	O	O	O
Dill (fresh)	low	O	O	O	O
Dragon fruit	low	O	O	O	O
Dulse flakes (seaweed)	low	O	O	O	O
Durian	low	O	O	O	O
Edamame (frozen soybeans)	low	O	O	O	O
Egg replacer	low	O	O	O	O
Eggplant	low	O	O	O	O
Eggplant dip	low	O	O	O	O
Eggs	low	O	O	O	O
Einkorn flour	high	XXX	O	O	O
Einkorn flour (organic)	high	XXX	O	O	O
Emmer flour (farro)	high	XXX	O	O	O
Endive leaves	low	O	O	O	O

Food	Status	oligos	fructose	polyols	lactose
Energy bar (apple and berry)	high	XXX	O	O	O
Energy bar (fruit and nut)	high	XXX	XXX	O	O
Energy bar (organic oatmeal, raisins and	high	XXX	O	O	O
Energy bar (organic peanut butter)	high	XXX	O	O	O
Falafel	high	XXX	O	O	O
Feijoa (pineapple guava)	high	O	XXX	O	O
Fennel (bulb)	low	O	O	O	O
Fennel (leaves)	low	O	O	O	O
Fennel seeds	low	O	O	O	O
Fenugreek leaves (dried)	low	O	O	O	O
Fenugreek seeds	low	O	O	O	O
Figs (dried)	high	XXX	O	O	O
Figs (fresh)	high	O	XXX	O	O
Filo / phyllo pastry	medium	O	O	O	O
Fish	low	O	O	O	O

Food	Status	oligos	fructose	polyols	lactose
Fish sauce	low	O	O	O	O
Five spice	low	O	O	O	O
Flax seeds / linseeds	low	O	O	O	O
Four bean mix (canned)	high	XXX	XXX	O	O
Freekeh	high	XXX	O	O	O
Fruit bar	high	XXX	XXX	O	O
Gai lan (Chinese broccoli)	low	O	O	O	O
Galangal	low	O	O	O	O
Garbanzo beans (canned)	medium	O	O	O	O
Garden peas (canned)	high	O	O	O	O
Garden peas (frozen)	high	XXX	O	O	O
Garlic	high	XXX	O	O	O
Garlic (black)	high	XX	XXX	O	O
Gin	low	O	O	O	O
Ginger (root)	low	O	O	O	O
Gluten free bread	low	O	O	O	O

Food	Status	oligos	fructose	polyols	lactose
Gluten free dark multiseed tapioca flour	low	O	O	O	O
Gluten free low GI high fibre bread	low	O	O	O	O
Gluten free multigrain bread	medium	O	O	O	O
Gluten free pasta	low	O	O	O	O
Gluten free plain flour (rice flour, potato and	low	O	O	O	O
Gluten free rice chia bread	medium	O	O	O	O
Goji berries (dried)	high	O	O	O	O
Golden syrup	high	O	O	O	O
Goraka	low	O	O	O	O
Gotukala / gotu kola	low	O	O	O	O
Granulated white sugar	low	O	O	O	O
Grapefruit	high	O	O	O	O
Grapes (black muscat)	low	O	O	O	O
Grapes (ralli seedless)	low	O	O	O	O
Grapes (red globe)	low	O	O	O	O
Grapes (red)	low	O	O	O	O

Food	Status	oligos	fructose	polyols	lactose
Grapes (white, Thompson seedless)	low	O	O	O	O
Green banana flour	low	O	O	O	O
Green beans	low	O	O	O	O
Guava (ripe)	low	O	O	O	O
Guava (unripe)	high	O	XXX	O	O
Habanero chili pepper (green)	low	O	O	O	O
Hazelnuts	medium	O	O	O	O
Hearts of palm (canned)	low	O	O	O	O
Hemp seeds	low	O	O	O	O
Honey	high	O	XXX	O	O
Honeydew melon	low	O	O	O	O
Horseradish sauce	low	O	O	O	O
Hot chocolate (drinking chocolate powder, 23%	low	O	O	O	O
Hot chocolate (drinking chocolate powder, 60%	low	O	O	O	O
Hot chocolate (drinking chocolate powder, 70%	low	O	O	O	O
Hulled millet	low	O	O	O	O
Hummus dip	high	XX	O	O	O

Food	Status	oligos	fructose	polyols	lactose
Ice cream (vanilla)	medium	O	O	O	XX
Icing sugar	low	O	O	O	O
Instant jello (diet, lime)	low	O	O	O	O
Instant jello (raspberry)	low	O	O	O	O
Instant jello (strawberry)	low	O	O	O	O
Inulin (dietary fiber, chicory root extract)	high	XXX	O	O	O
Jackfruit (tinned in syrup)	low	O	O	O	O
JalapeV±o chili pepper (pickled)	low	O	O	O	O
Japanese pumpkin (kabocha squash)	low	O	O	O	O
Jicama	low	O	O	O	O
Kaffir lime leaves	low	O	O	O	O
Kale	low	O	O	O	O
Kangaroo	low	O	O	O	O
Kefir	high	O	O	O	XXX
Kelp noodles (seaweed)	low	O	O	O	O

Food	Status	oligos	fructose	polyols	lactose
Khorasan (kamut) wholewheat flour	high	XXX	O	O	O
Kimchi (fermented cabbage, radish)	high	O	O	O	O
Kiwi fruit (gold)	low	O	O	O	O
Kiwi fruit (green)	low	O	O	O	O
Kohlrabi (German turnip / turnip cabbage)	low	O	O	O	O
Kombucha tea	high	O	O	O	O
Kumquats (peeled)	low	O	O	O	O
Kumquats (unpeeled)	low	O	O	O	O
Kvass	low	O	O	O	O
Lamb	low	O	O	O	O
Leek	high	XX	O	O	O
Leek (bulb)	high	XXX	O	O	O
Leek (leaves)	low	O	O	O	O
Lemon juice	low	O	O	O	O

Food	Status	oligos	fructose	polyols	lactose
Lemongrass	low	O	O	O	O
Lentil burger	high	XXX	O	O	O
Lentils (canned)	low	O	O	O	O
Lentils (green, boiled)	medium	O	O	O	O
Lentils (red, boiled)	medium	O	O	O	O
Lettuce (butter)	low	O	O	O	O
Lettuce (cos / romaine)	low	O	O	O	O
Lettuce (iceberg)	low	O	O	O	O
Lettuce (radicchio)	low	O	O	O	O
Lettuce (red coral)	low	O	O	O	O
Licorice	low	O	O	O	O
Lime juice	low	O	O	O	O
Longan	medium	O	O	O	O
Lotus root (dried)	high	O	XXX	O	O
LSA (linseed, sunflower, almond mix)	low	O	O	O	O

Food	Status	oligos	fructose	polyols	lactose
Lupin flour	high	XXX	O	O	O
Lychee	high	O	O	XX	O
Macadamia nuts	low	O	O	O	O
Maize flour	low	O	O	O	O
Maize starch	low	O	O	O	O
Malt vinegar	low	O	O	O	O
Malted chocolate drinking powder	medium	O	O	O	O
Mandarin orange	low	O	O	O	O
Mango	high	O	XXX	O	O
Mango (dried)	high	XXX	O	O	O
Mangosteen	low	O	O	O	O
Mannitol (421)	high	O	O	XXX	O
Maple syrup	low	O	O	O	O
Margarine 70% fat (poly- or monounsaturated fat)	low	O	O	O	O
Marmalade	low	O	O	O	O
Mayonnaise (low fat)	low	O	O	O	O

Food	Status	oligos	fructose	polyols	lactose
Mayonnaise (regular fat)	low	O	O	O	O
Milk (A2)	high	O	O	O	XXX
Milk (almond)	low	O	O	O	O
Milk (coconut with inulin)	high	XXX	O	O	O
Milk (coconut, canned for cooking)	low	O	O	O	O
Milk (coconut, long life UHT)	medium	O	O	O	O
Milk (condensed, sweetened)	high	O	O	O	XXX
Milk (cow's reduced fat milk)	high	O	O	O	XXX
Milk (cow's skim milk)	high	O	O	O	XXX
Milk (cow's whole milk / full cream)	high	O	O	O	XXX
Milk (evaporated)	high	O	O	O	XXX
Milk (goat's whole milk / full cream)	high	O	O	O	XXX
Milk (hemp)	low	O	O	O	O
Milk (lactose free)	low	O	O	O	O
Milk (macadamia)	low	O	O	O	O

Food	Status	oligos	fructose	polyols	lactose
Milk (oat)	high	O	O	O	O
Milk (quinoa, unsweetened)	low	O	O	O	O
Milk (rice)	low	O	O	O	O
Milk (soy beans)	high	XXX	O	O	O
Milk (soy protein)	low	O	O	O	O
Millet flour	low	O	O	O	O
Mint (fresh)	low	O	O	O	O
Mint jelly	low	O	O	O	O
Mint sauce (thick)	low	O	O	O	O
Mint sauce (thin)	low	O	O	O	O
Mirin	low	O	O	O	O
Miso paste	low	O	O	O	O
Mixed berry jam	high	O	O	XX	O
Mixed nuts	low	O	O	O	O

Food	Status	oligos	fructose	polyols	lactose
Mixed peel citrus fruit	low	O	O	O	O
Molasses syrup	high	O	O	O	O
Muesli (gluten, wheat, dairy and nut free)	high	XXX	O	XX	O
Muesli (plain)	high	XXX	O	O	O
Muesli (yeast and wheat free)	high	XXX	O	O	O
Muesli bar (with fruit)	high	XXX	O	O	O
Mung beans (boiled)	high	O	O	O	O
Mung beans (sprouted)	low	O	O	O	O
Mushroom (black fungi)	low	O	O	O	O
Mushroom (button)	high	O	O	XXX	O
Mushroom (champignons, canned)	low	O	O	O	O
Mushroom (enoki)	high	O	O	XXX	O
Mushroom (oyster)	low	O	O	O	O
Mushroom (porcini, dried)	high	O	O	O	O
Mushroom (portobello)	high	O	O	XXX	O

Food	Status	oligos	fructose	polyols	lactose
Mushroom (shiitake)	high	O	O	XXX	O
Mushroom (shiitake, dried)	high	O	O	O	O
Mustard	low	O	O	O	O
Mustard (Dijon)	low	O	O	O	O
Mustard seeds	low	O	O	O	O
Naan and roti bread	high	XXX	O	O	O
Navy beans (haricot beans, boiled)	high	XXX	O	O	O
Nectarine	high	XXX	O	XXX	O
Nori (seaweed)	low	O	O	O	O
Nutmeg	low	O	O	O	O
Nutritional yeast flakes	low	O	O	O	O
Oat bran (unprocessed)	low	O	O	O	O
Oat groats	low	O	O	O	O
Oats (quick cooking)	medium	O	O	O	O
Oats (rolled)	low	O	O	O	O
Okra (ladies' fingers)	low	O	O	O	O

Food	Status	oligos	fructose	polyols	lactose
Olive oil	low	O	O	O	O
Olive oil (extra virgin)	low	O	O	O	O
Olive oil (garlic infused)	low	O	O	O	O
Olive oil (roast onion infused)	low	O	O	O	O
Olive oil (virgin)	low	O	O	O	O
Olives (black, pitted)	low	O	O	O	O
Olives (green, pitted)	low	O	O	O	O
Orange (navel)	low	O	O	O	O
Orange cordial (25-50% juice)	high	O	XXX	O	O
Orange juice (98% reconstituted)	high	O	XXX	O	O
Orange juice (99% blend reconstituted and fresh)	high	O	O	O	O
Oregano (dried)	low	O	O	O	O
Oyster sauce	low	O	O	O	O
Palm sugar	low	O	O	O	O
Pandan leaves	low	O	O	O	O
Papaya	low	O	O	O	O
Papaya (dried)	high	O	O	O	O

Food	Status	oligos	fructose	polyols	lactose
Paprika	low	O	O	O	O
Paprika (smoked)	low	O	O	O	O
Parsley (fresh)	low	O	O	O	O
Parsnip	low	O	O	O	O
Passion fruit	low	O	O	O	O
Pasta sauce (cream based)	high	O	O	O	XX
Pasta sauce (tomato based, with garlic &	high	XXX	O	O	O
Pattypan squash	low	O	O	O	O
Pea protein supplement	low	O	O	O	O
Peach (canned)	high	O	XXX	XXX	O
Peach (clingstone)	high	O	O	XXX	O
Peach (white)	high	XXX	O	XXX	O
Peach (yellow)	high	O	O	XXX	O
Peanut butter	low	O	O	O	O
Peanut oil	low	O	O	O	O

Food	Status	oligos	fructose	polyols	lactose
Peanuts	low	O	O	O	O
Pear (dried)	high	O	XXX	XXX	O
Pear (nashi)	high	O	XXX	XXX	O
Pear (packham, firm, peeled)	high	O	XXX	XXX	O
Pear (packham, ripe, peeled)	high	O	XXX	XXX	O
Pear (prickly)	low	O	O	O	O
Pearl barley	high	XXX	O	O	O
Pearl barley grains (sprouted)	low	O	O	O	O
Pecans	low	O	O	O	O
Pepper (black)	low	O	O	O	O
Persimmon	high	XXX	O	O	O
Pesto sauce	medium	O	O	O	O
Pickled onions (large)	low	O	O	O	O
Pine nuts	low	O	O	O	O
Pineapple	low	O	O	O	O

Food	Status	oligos	fructose	polyols	lactose
Pineapple (dried)	high	XX	O	O	O
Pinto beans (dried, cooked)	high	O	O	O	O
Pinto beans (refried)	high	O	O	O	O
Pistachios	high	XXX	O	O	O
Pistachios (activated)	high	XXX	O	O	O
Plain sweet cookie	low	O	O	O	O
Plantain (peeled)	low	O	O	O	O
Plum (Black Diamond)	high	O	O	XXX	O
Polenta (cornmeal)	low	O	O	O	O
Pomegranate	high	O	O	O	O
Popcorn (plain)	low	O	O	O	O
Poppy seeds (black)	low	O	O	O	O
Pork	low	O	O	O	O
Potato	low	O	O	O	O
Potato chip straws (plain)	low	O	O	O	O

Food	Status	oligos	fructose	polyols	lactose
Potato chips (plain)	low	O	O	O	O
Potato starch	low	O	O	O	O
Prawns (peeled)	low	O	O	O	O
Pretzels	low	O	O	O	O
Prunes	high	O	O	XXX	O
Puffed or popped rice cereal	medium	O	O	O	O
Pumpernickel bread	high	XXX	O	O	O
Pumpkin (canned)	medium	O	O	O	O
Pumpkin seeds	low	O	O	O	O
Quince paste	medium	O	O	O	O
Quinoa (black)	low	O	O	O	O
Quinoa (red)	low	O	O	O	O
Quinoa (white)	low	O	O	O	O
Quinoa flakes	low	O	O	O	O
Quinoa flour	low	O	O	O	O

Food	Status	oligos	fructose	polyols	lactose
Quinoa pasta	low	O	O	O	O
Quorn mince	low	O	O	O	O
Radish	low	O	O	O	O
Raisin toast	high	O	XXX	O	O
Raisins	high	O	O	O	O
Rambutan	medium	O	O	O	O
Rampa leaves	low	O	O	O	O
Rapeseed oil	low	O	O	O	O
Raspberry	low	O	O	O	O
Raw sugar	low	O	O	O	O
Red kidney beans (boiled)	high	XXX	O	O	O
Red kidney beans (sprouted)	high	XXX	O	O	O
Red wine vinegar	low	O	O	O	O
Rhubarb	low	O	O	O	O
Rice (basmati)	low	O	O	O	O

Food	Status	oligos	fructose	polyols	lactose
Rice (black)	low	O	O	O	O
Rice (brown)	low	O	O	O	O
Rice (glutinous)	low	O	O	O	O
Rice (red)	low	O	O	O	O
Rice (white)	low	O	O	O	O
Rice bran (unprocessed)	low	O	O	O	O
Rice bran oil	low	O	O	O	O
Rice cakes (plain)	low	O	O	O	O
Rice cakes (sour cream and chive flavour)	high	O	O	O	O
Rice crackers (plain)	low	O	O	O	O
Rice flakes	low	O	O	O	O
Rice flakes with psyllium (gluten free)	high	XXX	O	O	O
Rice flour	low	O	O	O	O
Rice flour (roasted)	low	O	O	O	O

Food	Status	oligos	fructose	polyols	lactose
Rice malt syrup	low	O	O	O	O
Rice stick noodles	low	O	O	O	O
Rice wine vinegar	low	O	O	O	O
Rosemary (fresh)	low	O	O	O	O
Rum	high	O	XXX	O	O
Rutabaga (Swedish turnip)	low	O	O	O	O
Rye bread	high	XXX	O	O	O
Rye bread (dark)	high	XXX	O	O	O
Rye crispbread	high	XXX	O	O	O
Rye flour	high	XXX	O	O	O
Rye grains (sprouted)	high	XXX	O	O	O
Saffron	low	O	O	O	O
Sage (fresh)	low	O	O	O	O
Salmon (canned in brine)	low	O	O	O	O
Sardines (plain, canned in oil)	low	O	O	O	O
Sauerkraut (fermented white cabbage)	high	O	O	O	O

Food	Status	oligos	fructose	polyols	lactose
Savory cookie (plain)	low	O	O	O	O
Savory cookie (wholemeal)	low	O	O	O	O
Scallions (bulb)	high	XXX	O	O	O
Scallions (green tops)	low	O	O	O	O
Semolina (fine, uncooked)	high	XX	O	O	O
Sesame oil	low	O	O	O	O
Sesame seeds	low	O	O	O	O
Shallots	high	XXX	O	O	O
Shortbread cookie	medium	O	O	O	O
Shrimp paste	low	O	O	O	O
Snow peas	high	O	O	O	O
Soba noodles (wheat and buckwheat)	low	O	O	O	O
Sorbitol / 420 / glucitol	high	O	O	XXX	O
Sorghum flour	low	O	O	O	O
Sourdough kamut bread (wholemeal)	high	XX	XXX	O	O
Sourdough oat bread	medium	O	O	O	O

Food	Status	oligos	fructose	polyols	lactose
Sourdough rye bread (light)	high	XXX	O	O	O
Sourdough spelt bread	low	O	O	O	O
Soy flour	high	XXX	O	O	O
Soy protein TVP (Textured Vegetable	high	XXX	O	O	O
Soy sauce	low	O	O	O	O
Soya beans (boiled)	high	XXX	O	O	O
Soybean false chicken	high	O	O	O	O
Spaghetti squash	low	O	O	O	O
Spanish onion (red onion)	high	XXX	O	O	O
Spelt flakes	high	XXX	O	O	O
Spelt flour (organic & sieved)	low	O	O	O	O
Spelt flour (organic)	high	XXX	O	O	O
Spelt flour (white)	high	XXX	O	O	O
Spelt flour (wholemeal)	high	XXX	O	O	O
Spelt pasta	high	O	O	O	O
Spinach (baby)	low	O	O	O	O
Spinach (English)	low	O	O	O	O

Food	Status	oligos	fructose	polyols	lactose
Spirulina powder	low	O	O	O	O
Split peas (boiled)	high	XXX	O	O	O
Star anise	low	O	O	O	O
Stevia powder	low	O	O	O	O
Strawberry	low	O	O	O	O
Strawberry jam	low	O	O	O	O
Sugar snap peas	high	O	XXX	O	O
Sultanas	high	XXX	XXX	O	O
Sun-dried tomatoes	medium	O	O	O	O
Sunflower oil	low	O	O	O	O
Sunflower seeds	low	O	O	O	O
Sweet and sour sauce	low	O	O	O	O
Sweet corn	high	O	O	O	O
Sweet corn (canned)	high	XX	O	O	O
Sweet potato	medium	O	O	O	O

Food	Status	oligos	fructose	polyols	lactose
Swiss chard	low	O	O	O	O
Taco shells	low	O	O	O	O
Tahini paste	high	O	O	O	O
Tamarillo	high	O	XXX	O	O
Tamarind	low	O	O	O	O
Tamarind paste	low	O	O	O	O
Tapioca starch	low	O	O	O	O
Taro	low	O	O	O	O
Tarragon	low	O	O	O	O
Tea (black tea, strong with cow's milk)	low	O	O	O	O
Tea (black tea, strong with low FODMAP milk)	low	O	O	O	O
Tea (black tea, strong with soy bean milk)	high	XX	O	O	O
Tea (black tea, strong)	medium	O	O	O	O
Tea (black tea, weak with cow's milk)	low	O	O	O	O
Tea (black tea, weak with low FODMAP milk)	low	O	O	O	O
Tea (black tea, weak with soy bean milk)	low	O	O	O	O

Food	Status	oligos	fructose	polyols	lactose
Tea (black tea, weak)	low	O	O	O	O
Tea (chai, strong with cow's milk)	high	XX	O	O	O
Tea (chai, strong with low FODMAP milk)	high	XX	O	O	O
Tea (chai, strong with soy bean milk)	high	XXX	O	O	O
Tea (chai, strong)	high	XX	O	O	O
Tea (chai, weak with cow's milk)	low	O	O	O	O
Tea (chai, weak with low FODMAP milk)	low	O	O	O	O
Tea (chai, weak with soy bean milk)	medium	O	O	O	O
Tea (chai, weak)	low	O	O	O	O
Tea (chamomile, strong)	high	XXX	O	O	O
Tea (chamomile, weak)	high	XX	O	O	O
Tea (chrysanthemum, strong)	medium	O	O	O	O
Tea (chrysanthemum, weak)	medium	O	O	O	O
Tea (dandelion, strong)	high	XX	O	O	O
Tea (dandelion, weak)	low	O	O	O	O
Tea (fennel, strong)	high	XXX	O	O	O

Food	Status	oligos	fructose	polyols	lactose
Tea (fennel, weak)	high	XXX	O	O	O
Tea (green, strong)	low	O	O	O	O
Tea (herbal, strong)	high	XXX	O	O	O
Tea (herbal, weak)	medium	O	O	O	O
Tea (oolong, strong)	high	XXX	O	O	O
Tea (oolong, weak)	high	XX	O	O	O
Tea (peppermint, strong)	low	O	O	O	O
Tea (redbush / rooibos, strong)	low	O	O	O	O
Tea (redbush / rooibos, weak)	low	O	O	O	O
Tea (white tea, strong)	low	O	O	O	O
Teff flour	low	O	O	O	O
Tempeh (plain)	low	O	O	O	O
Thai basil	low	O	O	O	O
Thyme (fresh)	low	O	O	O	O
Tiger nuts	low	O	O	O	O
Tofu (firm, drained)	low	O	O	O	O

Food	Status	oligos	fructose	polyols	lactose
Tofu (plain)	low	O	O	O	O
Tofu (silken)	high	XXX	O	O	O
Tomatillo (fresh)	low	O	O	O	O
Tomato (canned)	low	O	O	O	O
Tomato (cherry)	low	O	O	O	O
Tomato (common)	low	O	O	O	O
Tomato (Roma)	low	O	O	O	O
Tomato paste	low	O	O	O	O
Tomato sauce	low	O	O	O	O
Tortilla corn chips	low	O	O	O	O
Tropical juice (35% apple juice)	high	O	XXX	XX	O
Tropical juice (45% apple, 6% apricot juice)	high	O	XXX	XX	O
Tropical juice (50% apple, 8% pear & mango juice)	high	O	XXX	XX	O

Food	Status	oligos	fructose	polyols	lactose
Truffle oil	low	O	O	O	O
Tuna (plain, canned in brine)	low	O	O	O	O
Tuna (plain, canned in oil)	low	O	O	O	O
Turkey	low	O	O	O	O
Turmeric	low	O	O	O	O
Turnip	low	O	O	O	O
Tzatziki dip	high	XX	XX	O	O
Vanilla bean pods	low	O	O	O	O
Vanilla essence	low	O	O	O	O
Vegemite	low	O	O	O	O
Vegetable blend juice (tomato base)	low	O	O	O	O
Vegetable blend juice (tomato, carrot, celery,	low	O	O	O	O
Vegetable oil	low	O	O	O	O
Vegetable pickles / relish	high	O	O	O	O

Food	Status	oligos	fructose	polyols	lactose
Vegetarian mince (with onion)	high	XXX	O	O	O
Verjuice	low	O	O	O	O
Vermicelli noodles	low	O	O	O	O
Vodka	low	O	O	O	O
Wakame flakes (seaweed)	medium	O	O	O	O
Walnuts	low	O	O	O	O
Wasabi paste	low	O	O	O	O
Water chestnuts	low	O	O	O	O
Watercress (fresh)	low	O	O	O	O
Watermelon (seedless)	high	XX	XXX	O	O
Wheat bran (processed)	high	O	O	O	O
Wheat bran (unprocessed)	high	O	O	O	O
Wheat bran pellets	high	XXX	O	O	O
Wheat bread (multigrain)	high	XX	O	O	O
Wheat bread (white)	high	O	O	O	O

Food	Status	oligos	fructose	polyols	lactose
Wheat bread (whole grain)	high	XX	O	O	O
Wheat bread (wholemeal)	high	O	O	O	O
Wheat flour	high	XXX	O	O	O
Wheat germ (raw)	high	XXX	O	O	O
Wheat gnocchi	high	XXX	O	O	O
Wheat grain (sprouted)	high	O	O	O	O
Wheat noodles	high	XXX	XXX	O	O
Wheat pasta	high	O	O	O	O
Wheat, corn, rice, oat flakes cereal with fruit &	high	XX	O	O	O
Wheatgrass powder	low	O	O	O	O
Whisky	low	O	O	O	O
White onion	high	XXX	O	O	O
Wholewheat biscuit cereal	high	XXX	O	O	O
Wine (low glycaemic index)	high	O	XXX	O	O
Wine (red)	low	O	O	O	O
Wine (sparkling)	low	O	O	O	O

Food	Status	oligos	fructose	polyols	lactose
Wine (sticky)	high	O	XXX	O	O
Wine (sweet)	low	O	O	O	O
Wine (white)	low	O	O	O	O
Wine (white, dry)	low	O	O	O	O
Wonton wrapper (uncooked)	low	O	O	O	O
Worcestershire sauce	low	O	O	O	O
Xanthan gum	low	O	O	O	O
Yam	low	O	O	O	O
Yardlong bean (snake bean / asparagus bean)	low	O	O	O	O
Yogurt (coconut)	low	O	O	O	O
Yogurt (goat's milk)	low	O	O	O	O
Yogurt (lactose free)	low	O	O	O	O
Yogurt (natural, Greek)	high	O	O	O	XX
Yogurt (natural, Indian)	high	O	O	O	XXX
Yogurt (natural, low fat)	high	O	O	O	XXX
Yogurt (natural, regular)	high	O	O	O	XXX
Yogurt (strawberry, lactose free)	low	O	O	O	O
Yogurt (vanilla flavored)	high	O	O	O	XX
Zucchini (courgette)	low	O	O	O	O

Annex:

General information about IBS and Low FODMAP diet

WHAT CAUSES YOUR GUT PROBLEMS?

Carbohydrates are type of sugar found in foods, these carbohydrates are broken down by enzymes and a special bacteria that lives in your small intestine, if anything interferes with the work of this bacteria or the production of these enzymes, then the bacteria in the large intestine kicks in to feed on these carbohydrates, this operation results in the phenomenon of fermentation, it is this fermentation that causes your gut problems including, bloating, pains, gas …

Fermentation phenomena inside your intestine is similar to the process by which foaming is formed during the manufacture of wine and beer.

The most common triggers of IBS and other gut problems are:

1. **Stress**
2. **Enteric nervous system disorders (the part of the nervous system related to the intestine)**
3. **Taking antibiotics for a long time**
4. **Poor nutrition, especially predominantly carnivorous nutrition.**
5. **Frequent consumption of fast food and industrially processed food products**
6. **Consumption of a lot of sugar, especially fructose**

RECOMMENDATIONS TO AVOID GUT PROBLEMS:

1. Stabilize your meal times during the day, and get preferably 3 meals a day

2. Do some physical activity, such as walking 3 hours a week.

3. Avoid stress, or practice relaxation to evacuate it

4. Avoid or reduce carbonated drinks

5. Avoid products with sweeteners

6. Reduce coffee consumption, and avoid acholic drinks

HOW TO FOLLOW A LOW FODMAP DIET

Generally speaking, there are three stages in Low FODMAP diet:

1. **Track**

2. **Eliminate**

3. **Reintroduce**

What you need to do during the tracking phase is to note down any problematic food that irritates your gut, for example if milk irritates your gut by causing bloating, diarrhea, pain, etc... then mark milk as problematic food for you.

If you are following your diet under the supervision of a nutritionist, then it will be beneficial to write down other factors like the amount of fluid you take each day, the intestinal symptoms of each day, your day to day stress state,...

You can use a special diary for this purpose, or get ours via this link:

Time	Food & quantity	Reaction?	Symptoms	Intensity	Avoid it?

Bowel Action	Fluid Intake	Stress Level
		☺ ☐ 😐 ☐ ☹ ☐

Notes	Today's Rating
	☆ ☆ ☆ ☆ ☆

or you can get a free printable here:

https://bit.ly/fodmaplisteg

The second stage in a low FODMAP diet is the Elimination phase, in this stage you should avoid eating the problematic foods for 3 to 4 weeks, or until the complete disappearance of your gut symptoms.

The final stage of a low FODMAP diet is the reintroduction phase, In this phase you start reintroducing problematic foods one by one, you will be able to notice foods that are no longer causing you problems, tolerable foods, and non-tolerable foods. So, you can adapt your nutritional habits based on these findings to have a symptom-free life.

Little by little, your body will regain its balance, especially in terms of intestinal bacteria, and you will be able to eat everything (almost).

HOW TO REINTRODUCE PROBLEMATIC FOODS

1 - Select a food that triggers your symptoms.

2- Try a small amount of it. For example,
if the rice causes you digestive
problems, then try a half cup of rice for lunch
or dinner and notice any symptoms occurring
within 24 s es hours.

3-If you experience any
symptoms then you will need to restrict the
intake of rice.

4- When your symptoms are gone, try a
smaller amount of the same food or move on
to the next food

5- If you have no symptoms, try the same food
or a similar food from the Same Group in

slightly larger quantities. For example, try a cup of rice.

6- Again, follow your symptoms for 24 hours. If you remain asymptomatic, you can keep trying to increase the amount. If after a week you still haven't had any symptoms, then you can assume that this food is no longer a FODMAP trigger for you.

SPECIAL TIPS:

When you go to the supermarket, pay attention to the food label of the products before buying them, some products can interfere with your FODMAP diet.

Use the following guidelines to avoid these products:

When reading labels, avoid products with the following ingredients:

- Agave nectar
- Artificial flavors

  Barley and any ingredient containing the word

  (Except barley malt vinegar or Aroma of

  barley malt)
- Corn sugar
- Corn syrup

- Plain flour

- Flours made from legumes

- Fructose

  High fructose corn syrup

- Semolina

- Sweeteners ending in - ol

- Corn

How to boost the healing process of IBS naturally

The colonic massage

The colonic massage is a natural therapy to relief the IBS symptoms. The advantage of the colonic massage is that it can be carried out at any time, and at any position.

Start by holding your fingers tightly, try to make a massager with the fist of your hand itself and gently massage the area of colon. Make circular movements, then change to grinding movement with the hinge joint of your hand.

Start with the lower portion of your abdominal muscle, and move your hands in circles below the right portion of your ribs, do the same with your left abdominal portion, keep massaging till you reach the pubic bone.

Use meditation to release body's negative energy

IBS symptoms and other gut problems are in most cases a result of mental and emotional stress. So, in order to bring back your soul to its normal state you need to practice some relaxation technics like meditation.

Make meditation a part of your morning routine, you need just 15 to 20 minutes every day to observe a huge impact on your min and body's health.

The gut is connected to the cerebral system via thousands of nerves, when you do meditation or any relaxation technics, the overall nervous system get relaxed including these nerves, which lead to less painful episodes, and more comfort in your abdomen area.

Eat fiber-rich foods (carefully)

One of the natural therapies of regulating the symptoms of IBS is having fiber rich food content.

These foods should be consumed in small amounts as they may cause you bloating if you are highly sensitive to them; a good practice is to try these foods on by one and see what happen, when a fiber-rich food causes you gut problems, then just avoid it, when it causes no problem, then just try to increase the amount you consume a little bit until you find the sweet spot.

To help you, here is an extensive list of fiber-rich foods:

Food	Portion	Fiber content (g)
Ready-to-eat cereal, high fiber, unsweetened	1/2 cup	14
Ready-to-eat cereal, whole grain kernels	1/2 cup	7.5
Ready-to-eat cereal, wheat, shredded	1 cup	6.2
Popcorn	3 cups	5.8
Ready-to-eat cereal, bran flakes	3/4 cup	5.5
Bulgur, cooked	1/2 cup	4.1
Spelt, cooked	1/2 cup	3.8
Teff, cooked	1/2 cup	3.6
Barley, pearled, cooked	1/2 cup	3

Ready-to-eat cereal, toasted oat	1 cup	3
Oat bran	1/2 cup	2.9
Crackers, whole wheat	1 ounce	2.9
Chapati or roti, whole wheat	1 ounce	2.8
Tortillas, whole wheat	1 ounce	2.8
Artichoke, cooked	1 cup	9.6
Navy beans, cooked	1/2 cup	9.6
Small white beans, cooked	1/2 cup	9.3
Yellow beans, cooked	1/2 cup	9.2
Lima beans, cooked	1 cup	9.2
Green peas, cooked	1 cup	8.8

Adzuki beans, cooked	1/2 cup	8.4
French beans, cooked	1/2 cup	8.3
Split peas, cooked	1/2 cup	8.2
Breadfruit, cooked	1 cup	8
Lentils, cooked	1/2 cup	7.8
Lupini beans, cooked	1/2 cup	7.8
Mung beans, cooked	1/2 cup	7.7
Black turtle beans, cooked	1/2 cup	7.7
Pinto beans, cooked	1/2 cup	7.7
Cranberry (roman) beans, cooked	1/2 cup	7.6
Black beans, cooked	1/2 cup	7.5

Fufu, cooked	1 cup	7.4
Pumpkin, canned	1 cup	7.1
Taro root (dasheen or yautia), cooked	1 cup	6.7
Brussels sprouts, cooked	1 cup	6.4
Chickpeas (garbanzo beans), cooked	1/2 cup	6.3
Sweet potato, cooked	1 cup	6.3
Great northern beans, cooked	1/2 cup	6.2
Parsnips, cooked	1 cup	6.2
Nettles, cooked	1 cup	6.1
Jicama, raw	1 cup	5.9
Winter squash, cooked	1 cup	5.7

Pigeon peas, cooked	1/2 cup	5.7
Kidney beans, cooked	1/2 cup	5.7
White beans, cooked	1/2 cup	5.7
Black-eyed peas, dried and cooked	1/2 cup	5.6
Cowpeas, dried and cooked	1/2 cup	5.6
Yam, cooked	1 cup	5.3
Broccoli, cooked	1 cup	5.2
Tree fern, cooked	1 cup	5.2
Luffa gourd, cooked	1 cup	5.2
Soybeans, cooked	1/2 cup	5.2
Turnip greens, cooked	1 cup	5

Drumstick pods (moringa), cooked	1 cup	5
Avocado	1/2 cup	5
Cauliflower, cooked	1 cup	4.9
Kohlrabi, raw	1 cup	4.9
Carrots, cooked	1 cup	4.8
Collard greens, cooked	1 cup	4.8
Kale, cooked	1 cup	4.7
Fava beans, cooked	1/2 cup	4.6
Chayote (mirliton), cooked	1 cup	4.5
Snow peas, cooked	1 cup	4.5
Pink beans, cooked	1/2 cup	4.5

Spinach, cooked	1 cup	4.3
Escarole, cooked	1 cup	4.2
Beet greens, cooked	1 cup	4.2
Salsify, cooked	1 cup	4.2
Cabbage, savoy, cooked	1 cup	4.1
Cabbage, red, cooked	1 cup	4.1
Wax beans, snap, cooked	1 cup	4.1
Edamame, cooked	1/2 cup	4.1
Okra, cooked	1 cup	4
Green beans, snap, cooked	1 cup	4
Hominy, canned	1 cup	4

Corn, cooked	1 cup	4
Potato, baked, with skin	1 medium	3.9
Lambsquarters, cooked	1 cup	3.8
Lotus root, cooked	1 cup	3.8
Swiss chard, cooked	1 cup	3.7
Mustard spinach, cooked	1 cup	3.6
Carrots, raw	1 cup	3.6
Hearts of palm, canned	1 cup	3.5
Mushrooms, cooked	1 cup	3.4
Bamboo shoots, raw	1 cup	3.3
Yardlong beans, cooked	1/2 cup	3.3

Turnip, cooked	1 cup	3.1
Red bell pepper, raw	1 cup	3.1
Rutabaga, cooked	1 cup	3.1
Plantains, cooked	1 cup	3.1
Nopales, cooked	1 cup	3
Dandelion greens, cooked	1 cup	3
Cassava (yucca), cooked	1 cup	3
Asparagus, cooked	1 cup	2.9
Taro leaves, cooked	1 cup	2.9
Onions, cooked	1 cup	2.9
Cabbage, cooked	1 cup	2.8

Mustard greens, cooked	1 cup	2.8
Beets, cooked	1 cup	2.8
Celeriac, raw	1 cup	2.8
Sapote or Sapodilla	1 cup	9.5
Durian	1 cup	9.2
Guava	1 cup	8.9
Nance	1 cup	8.4
Raspberries	1 cup	8
Loganberries	1 cup	7.8
Blackberries	1 cup	7.6
Soursop	1 cup	7.4

Boysenberries	1 cup	7
Gooseberries	1 cup	6.5
Pear, Asian	1 medium	6.5
Blueberries, wild	1 cup	6.2
Passionfruit	1/4 cup	6.1
Persimmon	1 fruit	6
Pear	1 medium	5.5
Kiwifruit	1 cup	5.4
Grapefruit	1 fruit	5
Apple, with skin	1 medium	4.8
Cherimoya	1 cup	4.8

Durian	1/2 cup	4.6
Starfruit	1 cup	3.7
Orange	1 medium	3.7
Figs, dried	1/4 cup	3.7
Blueberries	1 cup	3.6
Pomegranate seeds	1/2 cup	3.5
Mandarin orange	1 cup	3.5
Tangerine (tangelo)	1 cup	3.5
Pears, dried	1/4 cup	3.4
Peaches, dried	1/4 cup	3.3
Banana	1 medium	3.2

Apricots	1 cup	3.1
Prunes or dried plum	1/4 cup	3.1
Strawberries	1 cup	3
Dates	1/4 cup	3
Blueberries, dried	1/4 cup	3
Cherries	1 cup	2.9